SCOREGGIARE MEGLIO

Quando il culo è avvezzo al peto, non si può tenerlo cheto! La miglior guida al peto Perfetto. Darsi delle arie, come nessuno ha mai fatto prima.

Da un Incredibile Sforzo del Gran Maestro

MAO TZE TZE

SOMMARIO

Introduzione

Sei mai stato in una situazione nella quale scoreggiare sarebbe estremamente imbarazzante, e hai dovuto trattenere una scoreggia? Ammettilo, lo abbiamo fatto tutti.

Cercare di trattenere le scoregge porta ad un accumulo di pressione e un forte disagio. Un accumulo di gas intestinali può innescare la distensione addominale, con un po' di gas riassorbito nella circolazione ed espirato. Trattenere le scoregge troppo a lungo significa che l'accumulo di gas intestinale finirà per sfuggire tramite una scoreggia incontrollabile.

Non è chiaro se l'aumento della pressione nel retto aumenti le possibilità di sviluppare una condizione chiamata diverticolite, in cui piccole sacche si sviluppano nel rivestimento intestinale e si infiammano, o se non ha alcuna importanza.

Ma dunque, cos'è il flatus?

Flatulenza, scoregge e puzzette si riferiscono ai gas intestinali che entrano nel retto a causa dei normali processi gastrointestinali di digestione e metabolismo del corpo e poi escono attraverso l'ano.

Mentre il tuo corpo digerisce il cibo nell'intestino tenue, i componenti che non possono essere scomposti si muovono ulteriormente lungo il percorso gastrointestinale e infine nell'intestino crasso chiamato colon.

I batteri intestinali abbattono alcuni dei contenuti per fermentazione. Questo processo produce gas e prodotti chiamati acidi grassi che vengono riassorbiti e utilizzati nelle vie metaboliche legate all'immunità e alla prevenzione dello sviluppo di malattie.

I gas possono essere riassorbiti attraverso la parete intestinale nella circolazione e infine espirati attraverso i polmoni o escreti attraverso il retto, come una scoreggia.

Quante scoregge sono normali?

Può essere difficile per i ricercatori convincere le persone a iscriversi a esperimenti che misurano le scoregge. Ma per fortuna, dieci adulti sani si sono offerti volontari per quantificare la quantità di gas che liberano in un giorno.

In un periodo di 24 ore tutti i peti che hanno rilasciato sono stati raccolti tramite un catetere rettale (ahia!). Durante l'esperimento, i partecipanti mangiavano normalmente, ma per garantire una spinta nella produzione di gas è stato anche chiesto loro di mangiare 200 grammi di fagioli al forno.

I partecipanti hanno prodotto un volume totale medio di 705 ml di gas in 24 ore, con una varazione da 476 ml a 1.490 ml a persona. Ad essere prodotto nel maggior volume è stato l'idrogeno (361 ml in 24 ore), seguito dall'anidride carbonica (68 ml/24 ore). Solo tre adulti hanno prodotto metano, che variava da 3 ml a 120 ml/24 ore. I gas rimanenti, che si pensa fossero principalmente azoto, contribuivano per circa 213 ml/24 ore.

Uomini e donne hanno prodotto circa la stessa quantità di gas e hanno avuto in media otto episodi di flatulenza (individuali o una serie di scoregge) nell'arco di 24 ore. Il volume variava tra 33 e 125 ml per scoreggia, con maggiori quantità di gas intestinali liberati nell'ora dopo i pasti.

Il gas è stato prodotto anche mentre dormivano, ma a una velocità dimezzata rispetto a durante il giorno (media di 16 ml/ora contro 34 ml/ora).

Fibra e flatulenza

In uno studio sulle fibre alimentari e flatulenza, i ricercatori hanno studiato cosa succede alla produzione di gas intestinali quando si sottopongono le persone a una dieta ricca di fibre.

I ricercatori hanno invitato dieci volontari adulti sani a seguire la loro dieta abituale per sette giorni, consumando 30 grammi al giorno di fibra solubile. Una settimana, è stato chiesto loro di aggiungere 10 grammi - circa un cucchiaio colmo - a ogni pasto.

Alla fine di ogni settimana, i partecipanti sono stati portati in laboratorio e, in un esperimento attentamente controllato, è stato inserito un catetere intra-rettale per quantificare il modo in cui il gas (in termini di volume, pressione e numero) si muoveva attraverso l'intestino su un un paio d'ore.

Hanno scoperto che la dieta ricca di fibre ha portato a una ritenzione iniziale di gas più lunga, ma il volume è rimasto lo stesso, il che significa poche scoregge, ma più lunghe.

Da dove vengono i peti?

Il gas nell'intestino proviene da diverse fonti. Può essere dovuto all'ingestione di aria. O dall'anidride carbonica prodotta quando l'acido dello stomaco si mescola con il bicarbonato nell'intestino tenue.

Oppure i gas possono essere prodotti da batteri che si trovano nell'intestino crasso.

Mentre si ritiene che questi gas svolgano compiti specifici che hanno un impatto sulla salute, la produzione di gas intestinali eccessivi può causare gonfiore, dolore, borborigmo (che significa rumori) e molte scoregge.

Le scoregge più puzzolenti sono dovute ai gas contenenti zolfo. Ciò è stato confermato in uno studio su 16 adulti sani che sono stati nutriti con fagioli borlotti e lattulosio, un carboidrato non assorbibile che viene fermentato nel colon. L'intensità dell'odore dei campioni di flatulenza è stata valutata da due giudici (peccato per loro).

Le Petomane: Lo scoreggiatore più famoso del mondo

Prima di continuare a discutere scientificamente il mistero che sono i peti, vi vorremmo introdurre ad un talento unico, un modello, un'ispirazione: Le Petomane.

Di tutte le star del palcoscenico nella Mecca culturale della Parigi di fine Ottocento, la più grande attrazione del Moulin Rouge era un uomo che scoreggiava.

Lo scoreggiatore, Joseph Pujol si chiamava Le Petomane, che significa "Lo Scoreggiatore", e ha dimostrato di essere l'epitome dello scoreggiatore artistico. L'abilità unica di Pujol di controllare le sue scoregge offriva infatti uno stile di commedia che trascendeva l'età, l'etnia, il sesso e il tempo.

Nel 1892, Pujol si presentò davanti al pubblico del famoso Moulin Rouge, vestito in modo impeccabile con un cappotto rosso, pantaloni di raso nero e guanti bianchi, e annunciò: "Signore e signori, ho l'onore di presentare una sessione di Petomanie. La parola Petomanie significa qualcuno che può scoreggiare a piacimento, ma non preoccupatevi del vostro naso. I miei genitori si sono rovinati annusando il mio retto. "

Le Petomane cominciava rivolgendosi ai ragazzi giovani, imitando una sposa la prima notte di nozze (con una scoreggia molto piccola). Una lunga scoreggia di dieci secondi replicava il suono di una sarta che strappa due metri di tessuto. Quindi, con tutte le sue forze, ne faceva esplodere una sotto forma di un colpo di cannone.

"La gente si contorceva letteralmente", ha scritto un giornalista, "Le donne, infilate nei loro corsetti, venivano portate via da infermiere che l'astuto manager aveva di stanza nell'atrio". Fortunatamente, la puzza non era una delle preoccupazioni degli infermieri. Le Petomane ha mantenuto le sue scoregge completamente inodore sottoponendosi a un clistere prima di ogni spettacolo.

I biografi Jean Nohain e F. Caradec raccontano la storia della vita di Le Petomane nel libro del 1967, Le Petomane 1857-1945. Come descrive il libro, Pujol ha scoperto il suo talento insolito da bambino durante una gita annuale di famiglia in spiaggia. Mentre giocava sott'acqua e tratteneva il respiro, il ragazzo avvertì improvvisamente una sensazione di freddo allo stomaco. Allarmato da questa strana sensazione, è fuggito in un luogo privato per indagare. Quasi due litri d'acqua hanno iniziato a fuoriuscire dal suo didietro. Dopo questo geyser gastrointestinale ha visitato un medico, che si è limitato a ridere e gli ha consigliato di stare lontano dal mare. Pujol non pensò più all'evento, almeno per un po'.

Anni dopo, raccontando l'incidente in spiaggia agli amici, Pujol fu esortato a vedere se poteva ancora creare una simile magia acquatica con il suo sedere. E poteva. Eccitato dalla reazione dei suoi amici, Pujol iniziò a coltivare il suo talento esercitandosi con l'aria invece che con l'acqua. Presto avrebbe potuto aspirare l'aria e soffiarla a piacimento sotto forma di una bella scoreggia pulita. Suo figlio, in una biografia riprodotta nel libro Le Petomane, ha descritto il processo come una "vera fantasia della scoreggia".

Pujol ha adottato il nome Le Petomane e ha condiviso il suo dono con il pubblico affittando un palco nella sua città natale di Marsiglia. È diventato rapidamente una sensazione locale. Il passaparola si è rivelato più che sufficiente nella sua ascesa alla fama, e lui non ebbe bisogno di alcuna pubblicità. In poco tempo si esibì in altre città di provincia e ottenne un successo simile. Le Petomane era pronto per il grande momento, quindi fece il pieno di benzina e si diresse a Parigi.

All'inizio degli anni 1890, il Moulin Rouge divenne famoso con il suo vivace cabaret, gli spettacoli di Cancan ad alto ritmo e attori famosi, come Sarah Bernhardt. Ma quando Le Petomane arrivò a teatro e incontrò il regista Charles Zidler, si presentò come l'ultimo "fenomeno" di Parigi. Sarebbe diventato famoso, assicurò a Zidler, in tutta la città. La curiosità di Zidler si risvegliò. "Qual è esattamente la tua specialità?" chiese. Secondo un articolo degli archivi del Moulin Rouge, la conversazione andò come segue:

Le Petomane: Beh, vede monsieur, ho un ano che funziona come un dispositivo di aspirazione. In altre parole, il mio ano è così elastico che posso aprirlo e chiuderlo a piacimento.

Zidler: Quindi?

Le Petomane: Quindi, monsieur, attraverso questa fortunata apertura, posso prelevare qualsiasi quantità di liquido che mi viene data.

Così Zidler offrì una grande vasca d'acqua a Le Petomane. Pujol è venuto preparato con un buco nella sua biancheria intima e ha succhiato rapidamente l'acqua dalla vasca e l'ha fece ricadere dentro.

Quindi Le Petomane continuò la sua dimostrazione:

Le Petomane: Non è tutto! Dopo un clistere del genere, posso espellere continuamente gas inodore. Il segreto del mio atto sta nelle diverse qualità del suono che posso produrre.

Zidler: Allora, canti da dietro!

Le Petomane: Sì, monsieur, tenore, uno! Baritono, due! Bassi, tre! Contralto, quattro! Soprano, cinque! Ora, un cantante, ecco!

Zidler: E mia suocera, puoi imitare anche lei?

Le Petomane: Ecco qua!

(Si sentì un rumore assordante.)

Zidler: (ridendo fino alle lacrime) Sei assunto. Inizi questa sera.

Zidler non si rendeva conto che Le Petomane sarebbe diventato l'atto più redditizio del Moulin Rouge. Le sue esibizioni fruttarono 20.000 franchi a spettacolo, più del doppio di quelli di Bernhardt.

A parte le sue imitazioni, Le Petomane ha anche fatto altre acrobazie sul palco. L'innovativo Pujol inseriva un tubo di gomma nel suo sedere e una sigaretta all'altra estremità, che fumava contraendo i muscoli anali per attirare il fumo dentro e fuori. Dopo aver spento la sigaretta, il maestro si trasformava in un flautista di flatulenza. Collegando lo strumento al tubo era in grado di suonare brani come "Le Roid Dagobett" e "La Marseillaise". Per completare il suo repertorio rettale e per concludere il suo spettacolo in modo drammatico, Pujol dimostrava la sua vera potenza polmonare posteriore spegnendo una candela da un metro di distanza, quindi spegnendo una ad una le luci a gas del palco.

Ancora una volta, proprio come a Marsiglia, Pujol era diventato così popolare che era tempo di trovare un nuovo pubblico per apprezzare il suo virtuosismo. Le Petomane prese quindi un congedo dal Moulin Rouge e attraversò l'Europa e il Nord Africa. Quando Pujol tornò, si era abituato alla sua indipendenza e scelse di aprire il suo teatro di varietà. Il Moulin Rouge, arrabbiato per il suo congedo improvviso, ospitò un atto competitivo: La Femme Petomane, chiamata Mademoiselle Thiebeau. L'idea che un altro "scoreggiatore" potesse sostituire Pujol era assurda, e lei fu subito smascherata come una frode.

Nel 1914, all'inizio della prima guerra mondiale, Le Petomane si ritirò dal teatro e gestì invece una panetteria a Marsiglia, poi una fabbrica di biscotti a Tolone. Morì nel 1945 alla veneranda età di 88 anni. Ma anche negli ultimi anni continuò a praticare la sua igiene anale. "Ogni mattina dopo aver evacuato si faceva un clistere usando circa due litri di acqua calda", scrisse suo figlio, "ed era quindi sempre meticolosamente pulito".

A differenza di altre scoregge, che esistono solo per un breve periodo puzzolente prima di dissolversi nel nulla, quelle di Pujol sono diventate immortali. Oltre al libro Nohain e Caradec, Le Petomane è anche oggetto di diversi film: un film biografico del 1979 intitolato Le Petomane, con Leonard Rossiter; un film italiano del 1983 intitolato Il Petomane; e il documentario del 1998, Le Petomane: Fin de Siècle Fartiste.

Le Petomane non voleva essere travisato, quindi esistono solo pochi secondi di pellicola che raffigurano il suo atto. Purtroppo, sono tutti senza suono.

Ora che sai che le tue scoregge potrebbero sempre essere un piano B per quanto riguarda la tua carriera, potresti esserne ancora più affascinato. È per questo che quindi, dopo averti intrattenuto un po', ora torniamo a noi. Che cosa dovresti sapere sulle scoregge?

Tutto ciò che c'è da sapere sulle scoregge

"Ahi, il mio culo brucia come il fuoco! Che vorrà mai dire? Forse è la merda che vuole uscire? Si, si, merda ti riconosco, ti vedo, ti sento... E... Cos'è? Possibile? O dei! Orecchio mio, non m'inganni? No, è proprio così. Che suono lungo e triste!"

Wolfgang Amadeus Mozart

Che cosa vuol dire flatulenza? Da dove viene? La parola "flatulenza" deriva da flato, dal latino flatus = "soffio", parola nella quale si può riconoscere la radice indoeuropea che indica un ringofiamento o un riempimento. Questo termine non viene solitamente utilizzato nella lingua parlata, al suo posto vengono invece utilizzati termini popolari, dialettali o volgari. Non dovrebbe essere confuso con il meteorismo, che indica una condizione meica per cui i gas non vengono evacuati e quindi risalgono nel tratto gastro-intestinale, causando vari problemi, tra i quali gonfiore nell'addome.

Il termine più comune - scoreggia, e le sue varianti regionali, vengono dall'espressione colloquiale dell'atto di "scoreggiare". Questo termine deriva a sua volta dall'atto di "slacciare" la correggia, che in latino è espresso tramite il termine corium = cuoio, termine antico per indicare la cintura dei pantaloni, volto quindi ad indicare la fuoriuscita dei gas; esiste anche una seconda ipotesi, secondo cui il termine deriva dal greco, kor-kor-y-ghe, un'antica onomatopea, volta ad indicare il gorgogliare, o anche il rumore dei gas intestinali.

La parola "peto", e le varianti "petto", e "petta", sembra derivare dal latino peditum, dal verbo pedo, a sua volta dal proto-Italico *pezdō ("petare"), dalla radice comune proto-indo-europea *pesd-, che pare sia un'onomatopeica.

2.1 Perché scoreggiamo?

"Non dimentichiamo che anche Romeo e Giulietta ogni tanto scoreggiavano e si grattavano il culo."

-    *Carles Simic*

La flatulenza, nota anche come scoreggia, è un fenomeno che provano tutti. Infatti, tutti rilasciano gas formatosi dalla digestione del cibo ingerito. Questo gas abita tutto il tratto digestivo, inclusi stomaco, intestino tenue, colon e retto.

Quindi, scoreggiamo per via dell'accumulo di gas nel nostro corpo, in genere per via di:

- Aria ingerita: ingoiamo aria durante il giorno, comprese le bevande complesse o l'assunzione di aria mentre mastichiamo.
- I batteri nell'intestino tenue: esistono diverse ragioni per cui potrebbe avvenire una crescita eccessiva di batteri, tra cui diabete di tipo 2, celiachia, malattie del fegato e malattie infiammatorie intestinali.
- I carboidrati ingeriti non sono digeriti correttamente: capita che il cibo non sia digerito dagli enzimi nell'intestino tenue in modo corretto. Quando capita questo, i carboidrati raggiungono il nostro colon, e vengono convertiti da batteri in gas di idrogeno e anidride carbonica.

E dove va poi questo gas extra? Una parte viene assorbito dal corpo, ma se questo gas diventa davvero tanto, può causare un forte dolore allo stomaco e al petto. Quindi, il gas viene liberato dalla nostra porta posteriore, non proviamo più dolore, e il dolore lo proveranno gli altri, in presenza dei nostri peti!

2.2 Perché alcune persone scoreggiano così tanto?

"Alla maggior parte della gente piace leggere la propria scrittura e annusare la puzza dei propri peti."

W. H. Auden

Delle volte potresti notare che scoreggi di più del solito. L'incremento dei peti prodotti può derivare da una risposta naturale del nostro corpo, anche se a volte ci può essere una ragione medica. I fattori che possono influenzare la quantità di scoreggia includono:

- L'orario

Ingerire molti cibi che producono gas durante la giornata, potrebbe causare un aumento di flatulenza la sera. Per di più, scoreggerai maggiormente quando i muscoli del tuo intestino saranno stimolati, come ad esempio quando stai per andare in bagno. Anche fare molto esercizio fisico, o una forte tosse, possono causare una maggiore flatulenza.

- Il cibo ingerito

Si sa, alcuni cibi ti fanno andare in bagno più spesso, altri ti fanno scoreggiare tanto, altri ancora causano stitichezza. Tipicamente, cibi come fagioli, broccoli o crusca causano una maggiore flatulenza, ma non tutti gli alimenti avranno lo stesso effetto su persone diverse. Il nostro consiglio è quindi di imparare a conoscere il proprio corpo, così da sapere quali cibi evitare per ridurre la propria flatulenza.

- Gestazione

La gravidanza è un momento stupendo nella vita delle donne, eppure quest'ultime devono anche sopportare cambiamenti non proprio piacevoli, come l'aumento della flatulenza. Questo accade per via dei cambiamenti ormonali ai quali va incontro il corpo della donna, che causano un rallentamento della digestione, e quindi un accumulo di gas nell'intestino.

- Mestruazioni

I cambiamenti ormonali che avvengono durante il ciclo possono anche causare cambiamenti dei batteri nel tratto digerente, e conseguentemente, una maggiore flatulenza.

- Condizioni sanitarie

Le patologie dell'apparato digerente possono farti produrre più gas. Anche operazioni chirurgiche all'intestino potrebbero causare una proliferazione batterica e la successiva produzione di più gas intestinali.

2.3 Perché alcune scoregge sono silenziose e altre rumorose?

"Donne e scoregge scappano anche se non vuoi."

Stefano Benini

Tutti scoreggiano. In effetti, una persona scoreggia mediamente circa 14 volte al giorno con un volume medio di mezzo litro di gas al giorno, afferma Michael Rice, M.D., gastroenterologo presso la University of Michigan Medicine Gastroenterology Clinic.

È molta aria. Ma ogni scoreggia che rilasci non è esattamente la stessa. In effetti, alcune sono abbastanza facili da nascondere, mentre altre, diciamo che puoi sentirle dalla stanza accanto.

Allora perché le tue scoregge fanno rumori diversi? E c'è qualcosa che puoi fare per trasformare una scoreggia rumorosa in una scoreggia silenziosa?

Prima di tutto, le scoregge dipendono da molte variabili, incluso ciò che mangi, bevi e i movimenti del tuo corpo quando il gas fuoriesce.

"Man mano che il cibo viene digerito, i gas tra cui anidride carbonica, metano e idrogeno si accumulano nell'intestino e cercano la loro via d'uscita", afferma il dottor Rice.

Gli intestini si contraggono e spostano il loro contenuto, incluso il gas, attraverso la peristalsi, o meglio, le contrazioni che spostano i rifiuti attraverso il tratto digerente, verso l'ano. Piccole bolle di gas si uniscono in bolle di gas più grandi durante il percorso verso l'uscita e quando il tuo corpo rilascia quei gas, questi danno origine alla scoreggia.

I suoni delle tue scoregge dipendono dalle vibrazioni prodotte quando il gas esce dal tuo canale anale, dice il dottor Rice. Nonostante la credenza popolare, i rumori delle scoregge non hanno nulla a che fare con lo sbattere delle tue natiche.

"I suoni delle scoregge sono molto modellati dalla loro velocità di espulsione, nonché dalla forma e dalle dimensioni dello sfintere anale che si apre al momento del passaggio", afferma il dottor Rice.

Lo paragona a uno strumento musicale: minore è la dimensione del punto di uscita, maggiore è il tono e forse più stridulo sarà. Maggiore è l'apertura al momento, minore è il suono.

"Ci sono probabilmente molti fattori che determinano la dimensione dell'ano in generale nel momento in cui una scoreggia esce, compreso il tono generale a riposo dell'ano e altri fattori comportamentali", afferma il dottor Rice. "Puoi manipolare il suono delle scoregge rilassando e stringendo lo sfintere anale esterno e il diaframma per modificare il tono, il volume e la durata dei suoni."

Lo sfintere anale si stringe in modo simile a come faresti se cercassi di trattenere la cacca, e poiché l'apertura sarebbe più stretta, ciò potrebbe portare a una scoreggia più cigolante e più corta (ecco perché ti piace l'odore delle tue stesse scoregge).

E anche la velocità di espulsione, o la velocità con cui l'aria esce dal corpo, gioca un ruolo importante. Se l'aria esce più velocemente, è più probabile che la tua scoreggia sia più rumorosa.

Inoltre, se l'aria ingerita fa scattare la tua scoreggia, come nel caso della maggior parte delle scoregge, queste tendono ad essere più rumorose (ma meno puzzolenti), afferma il dottor Rice. Se la tua scoreggia è principalmente guidata dalla digestione e dalla fermentazione batterica, tenderà ad essere più piccola in volume e suono, ma più puzzolente.

Nella maggior parte dei casi, che la tua scoreggia sia rumorosa, silenziosa o puzzolente, non c'è davvero nulla di cui preoccuparsi. Ma ci sono alcune volte in cui le tue scoregge possono segnalare un problema medico.

"Considera la possibilità di consultare un medico se le scoregge sono sintomi associati a incontinenza fecale, frequente passaggio involontario di gas, fastidio addominale persistente, distensione addominale o perdita di sangue", afferma il dottor Rice.

Il medico potrebbe chiederti informazioni sulla tua dieta, sui tuoi movimenti intestinali, anamnesi familiare o altre condizioni mediche ed esaminarti per determinare se potresti avere una condizione medica che richiede un'ulteriore valutazione o trattamento, come la sindrome dell'intestino irritabile (IBS), la colite ulcerosa, cancro al colon o altre condizioni gastrointestinali.

2.4 Perché alcune scoregge sembrano calde?

*"Così come nun ce sta insalata senza aceto, nun
c'è pisciata senza peto."*

Mediamente, ciascuno di noi scoreggia dalle 14 alle 23 volte al giorno. La maggiorparte delle volte, questo accade durante il sonno, per cui non te ne accorgi. Altre volte, invece, questo accade durante la giornata, e queste scoregge sono di diversi tipi: silenziose, puzzolenti, rumorose o persino dolorose.

Può persino capitare di sentire che le proprie scoregge siano "calde" o comunque una sensazione di calore nel di dietro al momento dell'espulsione. In realtà, la temperatura delle scoregge non cambia mai, ma ci sono altri fattori che causano questa sensazione.

Cosa causa la sensazione di scoregge calde?

In media, la temperatura delle scoregge è sempre la stessa. La sensazione che le tue scoregge siano più calde del normali può accadere per diversi motivi:

- La scarsità delle scoregge

Nessuno si lamenterà mai di non scoreggiare abbastanza. Eppure, quando si scoreggia poco, le poche emissioni di gas che vengono effettuate possono sembrare più calde del normale. Come abbiamo già visto, la quantità e il tipo di scoregge che effettuiamo, dipende in gran parte dal nostro stile di vita.

In ogni caso, scoreggiare meno può causare la sensazione di calore tanto familiare: questo è dovuto al fatto che nello scoreggiare, utilizziamo uno sforzo maggiore. Nel fare questo, il nostro ano si sforza maggiormente e quindi causa questa sensazione di calore innaturale.

In caso contrario, ovvero se scoreggiamo in quantità maggiore, potremmo non notare questa sensazione di calore: il gas verrà rilasciato con uno sforzo minore e quindi non causerà alcuno sforzo.

- Dissenteria

Se stai soffrendo di diarrea, o comunque stai andando al bagno molto spesso, potresti avere un ano irritato, o comunque la pelle attorno ad esso potrebbe essere un po' sensibile. In questo caso, dunque, sentiresti una sensazione di calore, dovuta allo stato stesso della pelle e dell'ano.

- Cibo osé

Quando mangi cibo piccante, le tue scoregge potrebbero sembrare un po' più calde del normale. Non c'è niente di strano, infatti i cibi piccanti contengono sostanze che possono causare questa sensazione un po' fastidiosa. Ad esempio, la capsaicina, che da al cibo questa proprietà piccante, potrebbe essere la causa dei tuoi peti "caldi".

In realtà, i peti non saranno più caldi, ma anche in questo caso l'ano sarà irritato per via di queste sostanze calde contenute nel cibo ingerito – e poi espulso sottoforma di gas – e quindi causare la sensazione di calore.

- Pantaloni aderenti

Indossare pantaloni attillati può voler dire che i peti rimarranno più a lungo vicino al tuo di dietro, e quindi potresti sentire questa sensazione di calore.

- Stitichezza

La stitichezza è un'altro di quei fattori che può causare la sensazione di scoregge più calde del normale. Questo avviene per la stessa ragione spiegata in precedenza, ovvero lo sforzo che impieghi nel liberarti dell'aria extra causerà la sensazione di calore tanto discussa.

Nel caso tu stia cercando di liberarti della stitichezza, dovrai effettuare alcuni cambiamenti al tuo stile di vita. Ad esempio, dovrai mangiare più fibre, bere più acqua, o fare più attività fisica.

Queste sono le ragioni principali per cui potresti sentire che le tue scoregge sono più calde del normale. Ma cosa puoi fare se questa sensazione ti infastidisce e vuoi liberarti di queste scoregge?

Come eliminare la sensazione dovuta alle scoregge calde

Come dicevamo, le scoregge non sono "più calde" di altre, almeno di solito, ma per via di una serie di ragioni relative al tuo stile di vita, e a quello che avviene all'interno del tuo corpo quando ti liberi del gas in eccesso. Vediamo dunque che cosa possiamo fare per evitare questa spiacevole sensazione e per aiutarti con eventuali dolori allo stomaco.

- Fibre, fibre, fibre!

Le fibre sono il passpartout per chi sta cercando di migliorare il funzionamento del proprio sistema gastrointestinale. Infatti, l'assunzione di fibre riduce la possibilità di stitichezza, e aiuta a regolarizzare i movimenti intestinali.

Quindi, potremmo dire che le fibre sono responsabili di tutto ciò che esce: in forma solida e gassosa!

Considera, però, che alcuni cibi ricchi di fibre avranno il risultato opposto: ovvero causeranno un aumento di scoregge. In ogni caso, le scoregge non sembreranno calde, per cui se sei disposto a sopportare un po' di gas in più, ti libererai della spiacevole sensazione di calore.

- Viva i probiotici

I probiotici contengono batteri che consumeranno nutrienti all'interno dello stomaco e dell'intestino, come ad esempio le fibre, e quindi rilasceranno piccole particelle di idrogeno.

Altri probiotici, però, fanno esattamente l'opposto, ovvero possono ridurre la quantità di gas all'interno del tuo corpo, e quindi quello che uscirà dal tuo didietro. Gli alimenti che possono aiutarti in questo senso sono lo yogurt, i sottaceti e la kombucha.

- Usa più spezie

Le spezie possono essere tue alleate in questo senso, perchè contengono enzimi naturali e sostanze chimiche che possono aiutare il tuo sistema gastrointestinale. Ad esempio, zenzero, menta e cannella possono calmare il tuo intestino, e ridurre problemi come la diarrea o l'irritazione della pelle.

- Meno carboidrati

Il tuo stomaco non riesce a elaborate tutto il cibo che ingerisci. Ad esempio, gli alimenti che contengono fibre insolubili, sono troppo complessi per il nostro stomaco, che non riesce quindi ad abbatterli. Nonostante questo, il nostro stomaco ci prova sempre, e nel farlo, crea dei gas che si accumulano nel tratto gastrointestinale. Questo poi risulta in una maggiore quantità di peti prodotti.

Questo non implica che tu debba smettere di mangiare tutti i tipi di carboidrati: anzi! Molti cibi che fanno bene alla salute contengono non pochi carboidrati. Pensa ad esempio a frutta e verdura come mele, fagioli, cavoli e cipolle. Quindi, invece di eliminare tutte le fonti di carboidrati, cerca invece di scegliere i migliori tipi di carboidrati e limita il tuo consumo di carboidrati "cattivi".

La chimica delle scoregge

*"Chi giudica di pancia confonde il meteorismo
con la voce dell'istinto."*

Sosio Giordano

Le scoregge sono spesso considerate divertenti o imbarazzanti, e lo sono sicuramente, ma sono anche fondamentali per la nostra salute.

Gli odori sgradevoli delle scoregge sono un lieve inconveniente, se consideri il rischio di esplosione che potrebbe rappresentare un accumulo di gas non rilasciato. I carboidrati complessi come le fibre del nostro cibo che passano non digerite attraverso il nostro intestino tenue potrebbero essere convertiti in oltre 13 litri di idrogeno altamente infiammabile al giorno.

È sorprendente che questo potenziale pericolo non venga sbandierato più ampiamente e forse ancora più sorprendente che medici e scienziati provino a usarlo per diagnosticare malattie.

Sicuramente non possiamo produrre così tanto idrogeno o ce ne andremmo tutti con il vento! Quindi, cosa succede? I batteri intestinali corrono in nostro soccorso!

I batteri intestinali masticano l'idrogeno, fortunatamente per tutti noi. Fino a due chilogrammi di microrganismi abitano il nostro colon, fermentando i circa 40 g di carboidrati complessi ogni giorno. I batteri del colon possono produrre circa un terzo di litro di idrogeno per grammo di carboidrati, il che equivale a oltre 13 litri al giorno. Ma la massa microbica è effettivamente una raffineria che converte il cibo parzialmente digerito in sostanze che spesso influenzano la nostra salute, in cui anche l'idrogeno prodotto dai batteri Firmicutes è una materia prima.

Ad esempio, alcuni batteri fanno reagire l'idrogeno con ioni solfato e producono gas idrogeno solforato, che non solo ha un odore alquanto disgustoso, ma è esso stesso infiammabile. I microbi di Archaea possono anche abbassare il livello di infiammabilità facendo reagire quattro molecole di idrogeno con una di anidride carbonica per formare una di metano e due di acqua.

Quindi, dopo tutta questa chimica, quali gas ci sono nelle nostre scoregge e in quali quantità?

La maggior parte dei gas che rilasciamo dalle nostre viscere sono inodori, fino a un quarto è semplicemente ossigeno e azoto dall'aria ingerita. Sebbene - come avrai sentito - le scoregge differiscono notevolmente da persona a persona, circa tre quarti sono anidride carbonica, idrogeno e metano prodotti dalla nostra flora intestinale. Secondo il gastroenterologo Michael Levitt del Minneapolis Veterans 'Affairs Medical Center negli Stati Uniti, solo un terzo di noi possiede una flora che genera metano. Dagli anni '70, Levitt ha aperto la strada alla determinazione della composizione dei gas intestinali, a volte inserendo tubi nei retti dei pazienti per raccogliere le loro scoregge.

Nel 1998, il team di Levitt ha utilizzato i tubi rettali per uno studio dettagliato della composizione delle scoregge in sei donne sane e 10 uomini sani per quattro ore.4 Il gas totale rilasciato dai soggetti variava da 106 ml a 1657 ml, ma solo quattro hanno rilasciato metano, e il più grande scoreggiatore ha prodotto oltre mezzo litro di idrogeno. E le misurazioni del team di Levitt suggeriscono che anche i componenti maleodoranti non consumano molto idrogeno. Insieme, l'idrogeno solforato, il metanolo, che odora di cavolo marcio, e il dimetile solfuro, simile all'aglio, in media costituivano solo 50 ppm di ogni scoreggia.

Quindi, quante scoregge sono?

"Sono un professionista, non arrivo mai in ritardo... e cerco di tenere sotto controllo la flatulenza."

Donald Surtherland

In quattro ore, i 16 soggetti hanno scoreggiato da tre a nove volte, con un volume medio di 100 ml per scoreggia. Quella frequenza rientra perfettamente nella gamma che Rosemary Stanton e Terry Bolin dell'Università del New South Wales in Australia hanno visto in persone sane, anche nel 1998.

Stanton spiega che hanno studiato le scoregge perché "hanno scoperto che le persone evitavano molti cibi contenenti fibre perché credevano che la flatulenza fosse un segno di cattiva digestione". Hanno quindi chiesto a 60 uomini e 60 donne di contare le loro scoregge e monitorare l'assunzione di cibo. Gli uomini scoreggiavano da due a 53 volte al giorno, con una media di 12,7, mentre le donne scoreggiavano da una a 32 volte al giorno, con una media di 7,1 volte. Il numero di scoregge era più alto quando le persone mangiavano più fibre. Lo studio mostra che scoreggiare è normale, dice Stanton. "Spero che questo si sia tradotto nel fatto che le persone sono pronte a mangiare più cibi ricchi di fibre alimentari."

Come possono i gas prodotti nel nostro intestino rivelare qualcosa sulla nostra salute?

"Durante un'intervista mi hanno chiesta quale sia il mio difetto peggiore e io risposi 'la flatulenza'. Ecco perché ho un ufficio tutto mio."

Dan Thompson

Ci sono prove che gli squilibri dei microbi intestinali legati alla sindrome dell'intestino irritabile (IBS) e ad altre malattie causano cambiamenti nei livelli di idrogeno e metano, afferma Ben de Lacy Costello dell'Università dell'Inghilterra occidentale, nel Regno Unito. È possibile che il metano possa contribuire alla stitichezza, poiché sembra inibire le contrazioni muscolari intestinali note come peristalsi.

Allo stesso modo, l'idrogeno solforato può soffocare la contrazione muscolare ed è collegato a danni alle pareti intestinali e forse anche alla malattia infiammatoria intestinale e al cancro del colon. Tuttavia, ci sono domande sull'utilità del test perché molte persone producono molto idrogeno e metano per una serie di motivi difficili da identificare. E Levitt dice che non crede che la produzione di metano abbia nulla a che fare con l'intestino irritabile.

Di conseguenza, De Lacy Costello ei suoi colleghi sono andati oltre i gas più comuni per studiare i composti volatili rilasciati dalle feci in concentrazioni molto basse. Inizialmente, hanno imitato le condizioni nell'intestino crasso mescolando feci e mezzo nutritivo in un contenitore. Hanno assorbito sostanze chimiche volatili su fibre di plastica sopra la miscela, per essere analizzate mediante gascromatografia accoppiata con spettrometria di massa. Il team ha trovato 297 composti, compresi i composti volatili dello zolfo, e molecole come l'indolo e lo skatole, che sono spesso legati all'odore delle feci. Hanno anche trovato altri composti dall'odore più gradevole, tra cui alfa e beta-pinene e limonene. I modelli di questi composti differivano tra le persone sane e quelle con colite ulcerosa o infezioni che causano diarrea.

Pinene e il limonene??!! Allora perché le tue scoregge non profumano di pino e limone?

Anche a concentrazioni molto basse, composti come l'indolo, lo skatole e i composti di zolfo dominano l'odore degli altri composti.

Qual è il modo migliore per controllare le scoregge?

"Siamo qui sulla terra per andare in giro a scoreggiare. Non lasciare che nessuno ti dica qualcosa di diverso."

Kurt Vonnegut Jr.

"Non trattenerle troppo a lungo - questo produce dolore nelle persone suscettibili", dice Stanton. "Evitare le fibre può ridurre la produzione di gas, ma le fibre sono importanti per molte ragioni: riducono il rischio di cancro del colon-retto, emorroidi e diverticoli. Le fibre solubili nell'avena e in molta frutta e verdure favoriscono la crescita di batteri "buoni" nel colon. I batteri producono quindi acidi grassi a catena corta che vengono assorbiti dal colon e aiutano a ridurre il colesterolo sierico e i livelli di glucosio nel sangue. "

Quindi, fintanto che le scoregge non ti stanno causando dolore fisico, tu e coloro che ti circondano potreste dover imparare a porgere l'altra guancia.

Come posso smettere di scoreggiare così tanto?

"C'è più talento nella più piccola delle mie scoregge che in tutto il tuo corpo.

[Rivolgendosi a Barbra Streisand]."

Walter Matthau

Scoreggiare potrebbe essere fonte di imbarazzo per alcuni, ma è una conseguenza normale della digestione. Checchè se ne dica, è una cosa che fanno tutti, ed è segno che il sistema digerente funziona a dovere.

È normale che i gas in eccesso vengano rilasciati, e se non lo fossero, questo causerebbe seri problemi di salute e dolori insopportabili.

Come menzionato in precedenza, tutti noi scoreggiamo dalle 5 alle 15 volte al giorno. Sembra tanto? Non lo è! La maggiorparte delle volte avviene di notte, e molte altre volte le scoregge sono silenziose, quindi non ce ne accorgiamo neanche.

Sappi che se ti sembra di scoreggiare costantemente, è probabilmente perchè sei consapevole delle tue scoregge, diversamente dalla maggiorparte delle persone. È normale eliminare da 0,5 a 1,5 litri di gas al giorno.

Scoreggiare tanto non dovrebbe essere qualcosa di cui preoccuparsi. È vero che alcune persone lo fanno più di altre, ma questo non vuol dire molto sul livello di salute della persona.

Tuttavia, se una persona sente che le proprie scoregge stanno diventando incontrollabili, e quindi si sente particolarmente in imbarazzo e a disagio, ci sono alcune cose che può provare a ridurre la quantità di vento indesiderato dal di dietro. Vediamo quali.

- Bevi acqua

Hai capito bene. Il semplice atto di bere acqua aiuta molto nel funzionamento intestinale, e di conseguenza aiuta contro l'eccesso di gas, in quanto essere constipati può causare più scoregge. Per quanto riguarda la quantità di acqua da bere, questa varia da persona a persona, perché qualcuno che pratica sport, ad esempio, avrà bisogno di bere più acqua. L'ideale è ingerire da 30 a 40 ml per chilo, cioè se pesi 50 kg, ad esempio, dovresti ingerire tra 1,5 e 2 litri al giorno.

- Mangia lentamente e senza parlare

Ti piace mangiare mentre guardi la TV o fai scorrere le dita sullo schermo del telefono? Ti piace chattare con gli amici mentre mastichi? Sappi che questo interferisce con la tua digestione. Quando si mangia molto velocemente, a causa di stress o ansia, ad esempio, l'aria può entrare nel corpo in quantità eccessive, il che provoca la formazione di gas. Inoltre, l'ingestione di aria durante i pasti lascia la pancia gonfia e favorisce un aumento del rutto.

- Mangia cibi semplici da digerire

Alcuni alimenti, principalmente carboidrati, proteine e grassi, hanno una digestione leggermente più lenta e aumentano la fermentazione a livello intestinale, con formazione di gas. I principali alimenti responsabili dell'eccesso di gas intestinali sono:

- Cavoli, broccoli, cavolfiori, mais, latte;
- Ceci, piselli, lenticchie, patate;
- Fagioli, patate dolci, yogurt, uova, crusca di frumento;
- Bevande gassate, birra, cipolle, asparagi.

La combinazione di cibi ricchi di fibre con cibi che contengono molti grassi favorisce anche la formazione di gas, quindi si dovrebbe evitare di mangiare pane integrale con formaggio cheddar, per esempio.

Tuttavia, un alimento che può causare gas in un individuo potrebbe non provocarne un altro, e quindi, se noti la comparsa di gas, cerca di ricordare quale fosse il cibo che lo ha causato ed evitalo.

- Non prendere antiacidi o antibiotici

L'uso di antiacidi e antibiotici può alterare la flora intestinale e, quindi, il processo di fermentazione dei microrganismi. Quindi, c'è una maggiore produzione di gas intestinali.

- Pratica attività fisica

La mancanza di attività fisica fa rallentare il processo di digestione, aumentando la fermentazione del cibo. Inoltre, le persone sedentarie tendono a soffrire di stitichezza, che favorisce anche la formazione di gas intestinali dovuti alle feci che rimangono nell'intestino più a lungo.

- Evita di bere bevande gassate

Le bevande gassate rendono più facile inghiottire più aria, quindi eliminare le bevande gassate può migliorare notevolmente la necessità di eliminare gas in eccesso.

- Cerca di andare in bagno spesso

Se le feci rimangono nell'intestino più a lungo, aumentano la fermentazione e rendono difficile la fuoriuscita dei gas, quindi si consiglia di porre fine alla stitichezza apportando modifiche alla dieta.

- Massaggiati la pancia

Sai quando un bambino ha coliche o gas e i genitori gli massaggiano il pancino? Ebbene, il massaggio addominale può aiutare molto ad eliminare i gas, anche per gli adulti. Basta rispettare il percorso dei gas attraverso l'intestino crasso, facendo movimenti in senso orario. Aiuta nell'eliminazione dei gas e a combattere la stitichezza.

- Gomma da masticare

Come accennato in precedenza, parlare e "deglutire" aumenta la produzione di gas. Quindi, quando mastichi una gomma, ingerisci aria tutto il tempo. Inoltre, fa male anche allo stomaco perché l'organo capisce che c'è del cibo in arrivo, anche se in realtò non c'è. Per questa ragione, produce più succo gastrico, che può danneggiare coloro che hanno problemi come la gastrite.

- Consuma dello zenzero

Oltre ad avere proprietà antinfiammatorie e antiossidanti, lo zenzero stimola anche lo svuotamento gastrico, favorendo la digestione e il gonfiore del tratto digerente superiore. Lo usano molto con le persone che soffrono di dispepsia (indigestione cronica), che provoca fastidio nella parte superiore dello stomaco. Inoltre, impedisce alle feci di rimanere nell'intestino. Come consumare lo zenzero? Puoi prenderlo in capsule può essere una buona idea per un migliore assorbimento, ma grattugiarlo e metterlo nell'insalata e/o preparare un tè sono anche valide opzioni. Ricordando che tutto ciò che è in eccesso può essere negativo.

- Prendere probiotici

I probiotici sono batteri che hanno l'obiettivo di riequilibrare la flora intestinale, garantendo un buon funzionamento della stessa. I probiotici si trovano negli alimenti derivati dal latte e fermentati, come lo yogurt. Inoltre, possono essere assunti come integratori, ma sempre sotto consiglio medico.

- Consuma meno legumi

Fagioli, ceci, soia, lenticchie: i legumi sono noti per causare flatulenza. Trattandosi di cibi sani, l'ideale è mantenerli nella routine alimentare, ma lasciando sempre questi alimenti per circa 12 ore in ammollo in acqua. In questo modo vengono eliminati i fitati, un inibitore enzimatico che ostacola il processo digestivo.

4.1 Risolvi i tuoi problemi di stitichezza

Potresti soffrire di stitichezza per via di un eccesso di gas nell'intestino. Infatti, quando le feci rimangono troppo a lungo nel colon, continuano a fermentare nel corpo e producono quindi del gas che dovrà fuoriuscire da qualche parte, e puzzerà molto.

Per quanto riguarda i trattamenti, ci sono diversi trattamenti. Comincia dal bere molta acqua e ingerire fibre: due delle cose che funzionano al meglio in questi casi.

Puoi anche provare a utilizzare farmaci ed emolienti, che puoi trovare in farmacia o online.

Ecco alcuni suggerimenti che potranno tornarti utili

- Mangia pasti piccoli e frequenti
- Mastica lentamente e a lungo
- Fai attività fisica regolarmente
- Assicurati che la tua dieta sia regolare e sana
- Prova a bere te alla menta, che può aiutarti a digerire e a calmare la pancia
- Niente fumo, cingomme, o caramelle
- Non portare vestiti aderenti
- Evita cibi che sono difficili da digerire

Se una persona si trova in difficoltà perché i suoi peti sono troppi (o troppo puzzolenti) può – e probabilmente dovrebbe – rivolgersi ad un farmacista o ad un medico. Questi potrebbero raccomandare soluzioni diverse: ad esempio, lo sapevi che esiste biancheria intima e assorbenti speciali che assorbono gli odori?

Prevenire l'aumento del gas può essere semplicemente una questione di dieta. Ad esempio, se pensi di essere intollerante ai latticini, chiaramente vorrai evitare cibi che contengono questa sostanza.

Come abbiamo già detto, evita bevande gassate, cingomme, mangia porzioni piccole e sostituisci cibi ricchi di fibre difficili da digerire con cibi altamente digeribili e leggeri.

Quando ti devi preoccupare delle tue scoregge?

"Tromba di culo, sanità di corpo."

Se scoreggi più della media – che come abbiamo detto è 15 scoregge al giorno – allora potresti star scoreggiando eccessivamente. Se questo fosse il caso, dovresti recarti dal tuo medico, e investigare se soffri di problemi gastrointestinali.

Questo è specialmente importante se soffri di dolori causati da crampi, gonfiore, o sintomi simili.

Considera che condizioni come la sindrome dell'intestino irritabile, il morbo di Crohn, la celiachia, l'intolleranza al lattosio e le ulcere peptiche sono tutte associate a flatulenza eccessiva.

Come scoreggiare al meglio

"Siamo qui sulla terra per andare in giro a scoreggiare. Non lasciare che nessuno ti dica qualcosa di diverso."

Kurt Vonnegut Jr.

Perché qualcuno dovrebbe desiderare di scoreggiare di più, dici tu? Semplicissimo! Perché le scoregge sono divertenti, possono rappresentare un modo unico di vincere una discussione, o un metodo efficace per fare allontanare qualcuno che ti sta infastidendo. O forse vuoi fare un piccolo spettacolo per i tuoi amici, o stai pensando di intraprendere una carriera come quella di Le Petomane. Qualunque sia la ragione, scoreggiare di più e meglio è certamente possibile.

Chiaramente, il metodo più veloce ed efficace per scoreggiare alla grande è attraverso la dieta. In generale, fagioli, cereali ricchi di fibre, frutta e la maggior parte delle verdure (soprattutto cavolfiori e broccoli) funzionano per la maggior parte delle persone. I risultati più spettacolari si ottengono spesso nella prima settimana di passaggio a una dieta vegetariana da una dieta a base di carne.

Successivamente, i risultati diminuiscono man mano che il tuo corpo si abitua alla nuova dieta. Ma durante quella prima settimana, puoi aspettarti di produrre abbondanti quantità di gas, risultando in un impressionante più di 100 scoregge al giorno.

Ci sono due tipi di cibi quando si tratta di scoreggiare al meglio: quelli che ti aiuteranno col volume, e quelli che ti aiuteranno con l'odore.

I primi ti aiuteranno ad aumentare la quantità di gas prodotta. Troppo e ti verrà mal di pancia. Non abbastanza e non sarai in grado di sostenere la pressione necessaria per una buona scoreggia lunga. E che ne sarebbe in questo modo dell'appagamento e della soddisfazione uditiva dei tuoi spettatori?

A sua volta, più l'odore è pungente e più è probabile che chi ti circonda soffra a causa della puzza della scoreggia. Questo è ciò che ti darà appagamento olfattivo e soddisfazione nasale.

Considera che a causa delle differenze individuali nella chimica del corpo (enzimi digestivi, batteri, ecc.), questi alimenti potrebbero non funzionare allo stesso modo per tutti. Sperimenta per mettere a punto ciò che funziona meglio per la tua fisiologia.

Ecco un elenco dei migliori cibi per alimentare le tue scoregge:

- Mele
- Albicocche
- Fagioli
- Crusca
- Broccoli
- Cavoletti di Bruxelles
- Cavolo
- Carote
- Cavolfiore
- Latticini
- Melanzane
- Noccioline
- Cipolle
- Pesche
- Pere
- Popcorn
- Prugne
- Uva passa
- Semi di soia
- Tonno

Lo zolfo è la salsa segreta!

*"Sapevo come apprezzare una bella scoreggia,
che fosse mia o di qualcun altro."*

Bill Bryson

Una piccola lezione di chimica. Il gas che rende davvero sgradevoli le scoregge è l'idrogeno solforato (H_2S). L'idrogeno solforato è noto come il gas dell'uovo marcio. I nostri corpi creeranno più di questo gas quando mescoliamo cibi ad alto contenuto di zolfo, con cibi ricchi di idrogeno, poiché questi alimenti forniscono l'ingrediente grezzo per formare H_2S.

Poiché gli alimenti ad alto contenuto di zolfo sono ciò che fornisce l'ingrediente chiave, vale la pena sapere quali sono.

- La carne è una delle migliori fonti di zolfo, in quanto uno degli ingredienti chiave che si trovano negli aminoacidi nelle carni è lo zolfo. Pollo, tacchino, manzo, maiale, coniglio, la maggior parte dei pesci e la capra, sono tutte fonti di carne molto ricche di zolfo.

- Le uova sono un'ottima fonte di zolfo. Le uova di gallina, in particolare i tuorli, sono ricche di zolfo.
- Il gruppo di alimenti del genere Allium comprende condimenti come erba cipollina, cipolle, aglio, porri e scalogno. Questi alimenti contengono composti come solfuri allilici e solfossidi e questo li rende una delle migliori fonti di zolfo!
- Le verdure contengono glucosinolati che sono nutrienti ricchi di zolfo. I fagioli di edamame sono i più ricchi di zolfo. Verdure ad alto contenuto di zolfo sono altri fagioli, piselli, mais dolce, spinaci, broccoli, cavolfiori, cavoli, germogli di bambù, asparagi, rape, melanzane e lattuga.
- L'avocado è il frutto (sì, è un frutto, non un vegetale!) Con il più alto contenuto di zolfo, seguito da kiwi, banane, ananas e fragole. Anche pompelmi, meloni, uva, pesche e arance sono ricchi di zolfo.
- Altri alimenti ad alto contenuto di zolfo includono cioccolato, latte, latticini, tè, caffè, cereali, anacardi, semi di sesamo, pistacchi, arachidi e altra frutta a guscio.

Ora, se non vuoi cambiare radicalmente le tue abitudini alimentari, ecco alcune ricette che ti aiuteranno ad effettuare la scoreggia ideale.

Ricetta n.1

Ingredienti:

- Uova intere (ideali per quanto riguarda il volume sono i bianchi, ma se vuoi ottenere un odore davvero disgustoso, scegli uova intere. Lo zolfo contenuto nei tuorli farà tutta la differenza).
- Fagioli borlotti
- Riso
- Tortilla integrale
- Latte di soia

Indicazioni:

Friggere il contenuto di almeno tre uova, mescolare con una lattina di fagioli borlotti e un po' di riso, avvolgere in una tortilla integrale e mandare giù il tutto con un grande bicchiere di latte di soia.

Aspetta un paio d'ore e vedrai che concerto!

Ricetta n. 2

Ingredienti:

- Proteine alla vaniglia in polvere mescolate con latte caldo.
- 4-6 fette di pane integrale

Questa ricetta è davvero veloce e facile da creare. Non lasciarti ingannare dalla sua elegante semplicità, per alcune persone potrebbe rappresentare l'inizio della fine.

Ricetta n. 3

Ingredienti:

- Frullato di proteine (qualsiasi gusto, mescolato con latte)
- Fagioli al forno, cavolo cappuccio al vapore, broccoli e cavoletti di Bruxelles.

Anche se veloce da preparare, non sottovalutare la furia che questa piccola bellezza può sprigionare nelle tue viscere.

Ricetta n. 4

Ingredienti:

- Fagioli al forno
- Broccoli
- Aglio
- Uova
- Barretta proteica (gli alcoli zuccherini contenuti all'interno interno forniranno quel qualcosa in più) o frullato proteico con latte.

Questo è un lupo travestito da agnello. Non sembra molto, ma c'è una vera bestia in agguato sotto la superficie, che aspetta solo che tu liberi il suo fetore con i tuoi succhi digestivi.

Ricetta n. 5

Ingredienti:

- Cavolini di Bruxelles
- Cavolo cappuccio
- Manzo ai funghi
- 3 grammi di zolfo in polvere o compresse

Ancora una volta, non lasciate che la semplicità venga scambiata per inefficacia.

Ricetta n. 6

Ingredienti:

- glucosio
- liquirizia in polvere
- siero di latte in polvere
- 3 grammi di polvere di zolfo
- Un bicchiere di latte caldo

Procedi con cautela. Basta fare un piccolo rilascio di prova prima di tentare una grande esplosione. Non dire che non ti avevo avvertito! Se tutto va bene la prima volta, per aggiungere avventura ed eccitazione, la prossima volta potresti aumentare la quantità a due porzioni (due bicchieri).

Alcuni consigli utili

- La gomma da masticare è un ottimo modo per migliorare la tua abilità di scoreggia perché anima il sistema digestivo e ti fa ingoiare più aria del solito.

- Dei tre principali nutrienti (proteine, carboidrati, grassi), i carboidrati producono la maggior parte dei gas poiché amido e zucchero fermentano facilmente. Circa il 50% della popolazione è dotato di batteri che preferiscono in particolare sgranocchiare carboidrati non trasformati. Come forse già saprai, i fagioli contengono più carboidrati indigeribili rispetto alla maggior parte degli alimenti.

- Molti cibi quotidiani sono considerati "indigesti" - il latte è considerato uno di questi per le persone intolleranti al lattosio. L'intolleranza al lattosio significa che il corpo non è in grado di digerire lo zucchero del latte, quindi lo mette da parte come rifiuto. Se sei intollerante al lattosio e hai molti "enzimi gassosi" nel tuo sistema digerente, il latte sarà un fantastico carburante per le scoregge per te.

- A causa delle differenze nella composizione della fauna intestinale di ogni persona; le persone non reagiscono necessariamente in modo simile agli stessi alimenti. Ad esempio, 2 persone possono consumare un pasto ricco di carboidrati indigeribili e una di loro può sviluppare gas. Questo perché il suo tratto intestinale contiene più enzimi. Questo spiega perché una persona può affermare che le mele o le cipolle causano peti, mentre altre affermano di non essere colpite. Dipende dal tipo e dalla quantità di batteri nell'intestino crasso.

5.1 Le posizioni tattiche per scoreggiare

*"Non si può scoreggiare senza cambiare
l'equilibrio dell'universo."*

Philip K. Dick

Ora, impareremo qualcos'altro, che può essere abbinato agli insegnamenti del capitolo precedente. Queste posizioni sono prese in prestito dallo yoga, ma nel nostro caso, vi saranno utili per liberarvi di aria fastidiosa, o per creare il peto primordiale: il peto del destino, se volete.

Nessuno potrà avvicinarsi a voi... potranno a malapena starvi lontano!

Attraverso questa tecnica, riuscirete a scoreggiare a comando. E per ottenere risultati migliori, prepara una delle ricette citate nel capitolo precedente.

Per quanto la prima parte del libro sia decisamente più semplice rispetto a ciò che stai per imparare, queste tecniche ti aiuteranno a sganciare peti degni di un maestro della scoreggia, di un re del gas, di un profeta dell'aria. Le tue scoregge saranno rumorose, lunghe, e soprattutto, disponibili senza troppi sforzi.

Non ti annoierai mai più! Potresti sentirti imbarazzato, ma non annoiato. In più, avrai un qualcosa di unico per intrattenere i tuoi amici.

Vediamo quindi come imparare queste semplici tecniche. Nella pratica dello Yoga, le posizioni o posture sono note come Asana.

Mentre ti trovi in una di queste posizioni, cerca di rilassare i muscoli intorno all'addome e ai glutei. Quando lo fai correttamente, sentirai un flusso d'aria piccolo e costante entrare nel tuo fondoschiena. Trattenere il naso e il respiro allo stesso tempo farà entrare l'aria più velocemente. Anche usare la mano libera per separare una delle chiappe ti aiuterà molto.

Dopo alcuni secondi di "inspirazione" in questo modo, il tuo corpo avrà l'impulso di espellere l'aria, e tu scoreggerai.

Non scoraggiarti, perché questa tecnica richiede pratica. La maggior parte delle persone all'inizio non ci riesce. Ma non arrenderti! Le persone che padroneggiano questa tecnica possono far uscire le scoregge più scandalosamente lunghe e rumorose che tu abbia mai sentito! Sto parlando da 30 a 90 secondi e anche di più.

Man mano che la tua abilità si sviluppa e capisci come effettuare la tecnica, non avrai più bisogno di entrare nelle vistose posizioni di apprendimento che stai per apprendere. Entrerai in modalità "invisibile" e sarai in grado di scoreggiare a comando da seduto o in piedi, e sarai quindi in grado di sorprendere le persone ovunque, in qualsiasi momento!

E in questa fase puoi portare le tue abilità al livello successivo combinando i cibi che hai imparato nella prima parte, con la tecnica fisica che imparerai in questo capitolo.

Quali sono le posizioni migliori?

"Il pisso sensa il peto l'è come sonar il violino sensa l'archeto."

Lo yoga non è un'attività mistica, spirituale o paranormale che libera le energie bloccate, semplicemente una serie di esercizi con un'enfasi sullo stretching. Lo yoga è anche un'attività che può rafforzare muscoli importanti coinvolti nella digestione e può aiutare ad alleviare il gonfiore correlato alla flatulenza e ridurre i peti o, almeno, aiutarti a scoreggiare in situazioni più controllate. In effetti, funziona così bene che molte persone hanno paura di scoreggiare durante le lezioni di yoga.

Potresti trovare utile fare alcuni degli esercizi di yoga di seguito per alleviare il gas, permettendoti di scoreggiare in privato invece che in situazioni di gruppo, o per esercitarti in privato così che tu possa sganciarle in pubblico. Vedi tu!

- Pavanmuktasana significa libertà dall'aria e, come suggerisce il nome, può essere utile con i problemi legati al gas dello stomaco.

Sdraiati sulla schiena e porta il ginocchio destro al petto. Intreccia le dita di entrambe le mani sulla parte superiore del ginocchio per tenerlo sul petto. Ora alza la testa e prova a toccare il ginocchio con il naso. Trattieni il respiro e rimani in questa posizione per 10-20 secondi, quindi rilassati e distendi la gamba.

Ripeti quanto sopra con il ginocchio sinistro, poi con entrambe le ginocchia tenute al petto e cerca di mettere il naso tra le ginocchia.

Ripeti tutti i passaggi precedenti tre o quattro volte. Hai sentito la flatulenza fluttuare fuori?

- Halasana aiuta a rendere la colonna vertebrale più flessibile. Halasana migliora anche la forza dei muscoli e dei nervi della colonna vertebrale, ed è un esercizio efficace per la vita e massaggia il sistema digestivo per alleviare i problemi di flatulenza.

Sdraiati sulla schiena con le gambe ei piedi uniti, le braccia lungo i fianchi, con le mani accanto alle cosce. Tieni le gambe dritte, inspira lentamente e solleva le gambe a 30 gradi, 60 gradi e 90 gradi con una pausa in ogni fase. Mentre espiri spingi le gambe più in alto, sopra la testa e poi continua finché non toccano il pavimento senza piegare le ginocchia.

Allunga le gambe il più possibile in modo che il mento prema saldamente contro il petto. Quindi alza le mani e cerca di tenere le dita dei piedi e mantieni quella posizione da pochi secondi a tre minuti, a seconda delle tue capacità e del tuo livello di comfort, respirando normalmente. Termina eseguendo lentamente i passaggi precedenti nell'ordine inverso.

- Dhanurasana è una posizione yoga che rafforza gli organi addominali e fornisce sollievo per la stitichezza e l'eccessiva flatulenza.

Sdraiati a faccia in giù con le braccia distese lungo il tuo corpo e le gambe dritte. Piega le gambe all'altezza delle ginocchia, portandole in avanti in modo da poter afferrare saldamente le caviglie con le mani. Mentre inspiri, allunga le gambe all'indietro e solleva contemporaneamente cosce, petto e testa da terra. Le tue braccia dovrebbero essere dritte e il peso del tuo corpo dovrebbe essere sull'ombelico.

Le ginocchia dovrebbero essere tenute vicine e la posizione dovrebbe essere mantenuta per alcuni secondi trattenendo il respiro. Rilascia il respiro e le scoregge in coda si libereranno istantaneamente.

- La posa yoga del bambino felice è ottima per alleviare il gas

Sdraiati sulla schiena e, espirando, piega le ginocchia nella pancia. Mentre inspiri, afferra l'esterno dei tuoi piedi con le mani. Se hai difficoltà a raggiungere i piedi con le mani, può essere utile una cintura passante su ciascun piede. Allarga le ginocchia un po' più del busto e spostale verso le ascelle.

Posiziona ciascuna caviglia direttamente sul rispettivo ginocchio in modo che gli stinchi siano perpendicolari al pavimento. Spingi delicatamente i piedi nelle tue mani o nelle cinture ad anello mentre abbassi le mani per creare resistenza. Muovi le cosce verso il corpo e il pavimento mentre allunghi la colonna vertebrale. Mantieni la posizione da mezzo minuto a un minuto, quindi riporta i piedi a terra mentre espiri.

Ora che sai quali sono le posizioni che ti aiuteranno a scoreggiare in libertà, e che ti aiuteranno a diventare un maestro della scoreggia, esercitati finché non assumi il controllo del tuo didietro. Il tuo potere sarà infinito!

5.2 Consigli finali

"Sogni e scorregge restano nel letto."

Per coloro che vogliono portare questa abilità al livello successivo e iniziare a partecipare e vincere gare di scoregge, ecco alcuni suggerimenti.

Lascia che fermenti. Non lasciarle andare non appena le senti arrivare. Molte persone cadono in questa trappola. Lasciano semplicemente che le loro scoregge filtrino lentamente, ogni volta che le sentono arrivare. Devi dare loro il tempo di cucinare, di aumentare la pressione.

Il processo di fermentazione raggiungerà risultati altamente desiderabili:

1) La scoreggia sarà molto più puzzolente. Proprio come un buon vino ha bisogno di tempo per invecchiare, devi far fermentare le tue scoregge. Hanno bisogno di essere coltivate, persuase e nutrite. Concedi loro il tempo e l'attenzione che meritano in questa fase delicata. Aiutale a sviluppare il loro pieno potenziale.

2) Aumenterà la pressione. Questo ti permetterà di fare molto più danno. Aumenterà notevolmente la tua versatilità. Ad esempio, sarai in grado di fare scoregge molto più lunghe.

3) Ti permetterà di essere molto più forte e di avere un maggiore controllo sul tono e sul volume. A cosa

serve scoreggiare se nessuno può sentirti? Alcune composizioni saranno amplificate grazie ad un microfono, ma consiglio di esercitarti senza.

Più alto è il tono, meglio è. Questo viaggia molto più lontano e può essere sentito sopra la maggior parte dei rumori, anche in un ambiente rumoroso affollato, come un'aula. I toni bassi sono buoni se vuoi fare un'affermazione minore, ma per annunci importanti, più alti sono, meglio è. Per ottenere il tono più alto, dovrai esercitarti a tenere il tuo ano chiuso il più saldamente possibile, mentre allo stesso tempo costringerai il gas attraverso di esso. Se fatto correttamente, cinguetterà come un uccello. Con la pratica, sarai in grado di suonare una melodia. Inizia con qualcosa di facile come Fra Martino Campanaro, prima di passare a classici stimolanti come l'Ouverture del 1812.

L'arte di nascondere le scoregge dal proprio partner

Se riesci a scoreggiare davanti alla tua dolce metà, notano spesso i ribaldi romantici, è un segno che hai trovato la tua anima gemella.

Non vuol dire che sia vero. Scoreggiare è disgustoso e nessuno, nemmeno l'amore della tua vita, vorrebbe essere a meno di 15 metri da te quando te ne scappa una. Forse l'intera linea di pensiero è solo una cosa che i ragazzi hanno inventato in modo che potessero sentirsi giustificati a scoreggiare intorno alle loro ragazze?

Tutto questo è un modo piuttosto prolisso per dire che se scoreggi molto, uscire con il tuo partner per lunghi periodi di tempo può essere difficile. Può capitare che scappi di soppiatto per una rapida esplosione quando lei o lui non sta guardando? Allora saprai bene che ci sono casi in cui non è possibile. Nel corso del tempo, riuscirai a perfezionare alcune tecniche piuttosto infallibili che uomini e donne possono usare per scoreggiare segretamente - e in sicurezza - intorno ai loro partner. O in realtà, chiunque altro preferiresti non notasse i tuoi peti.

- La scoreggia sul marciapiede

La scoreggia sul marciapiede è particolarmente utile per i peti silenziosi ma mortali. A seconda del livello di rumore ambientale - traffico, metropolitane rumorose e quant'altro - probabilmente potrai anche provare una scoreggia di volume moderato. Questa tecnica funziona meglio quando il vento vi soffia contro: anche la più potente delle scoregge lascerà rapidamente le tue vicinanze quando il gas viene rilasciato, scagionandoti immediatamente.

Se il vento non è a tuo favore, dai la colpa dell'odore che si alza nell'aria. Ma non essere il primo a farlo notare: conosci la filastrocca dei vecchi bambini, vero? Prima di compiere l'atto, dai una rapida occhiata dietro di te per assicurarti che nessuno stia camminando sulla tua scia. Questa è una cortesia e un modo per evitare l'imbarazzo. Non vuoi essere visto come uno scoreggiatore, nemmeno da uno sconosciuto.

- La scoreggia-tosse

Una proposta rischiosa per chi non conosce le complessità del proprio tratto gastrointestinale, la scoreggia tosse non è per tutti. Devi avere un senso della potenza della scoreggia prima di scatenarla. Se hai intenzione di squittirne una e coprirla con un colpo di tosse, è meglio che non abbia l'odore dell'interno del tubo digerente di un cinghiale. Ma se sai, a seconda di cosa hai mangiato e di come ti fa sentire nello stomaco, che la scoreggia sarà relativamente bassa sulla scala della puzza, allora la scoreggia tosse è lì per te.

Stai attento, però. La scoreggia non dovrebbe mai essere più forte della tosse! Questo è estremamente difficile da controllare ... poiché la tosse fa sì che la scoreggia lasci il tuo ano con più forza di quanto ti aspetteresti. Quindi è utile, ma comporta un grado di difficoltà maggiore.

- La scoreggia sotto le coperte

Se sperimenti con questa tecnica per un po', scoprirai che anche la flatulenza più pungente passa inosservata se la fai bene. (Avvertenza: usa una trapunta, una spessa barriera tra scoreggia e naso. Se dormi solo con un lenzuolo sopra, non possiamo garantire l'affidabilità di questo metodo.) Assicurati che il tuo partner non sollevi le coperte per circa cinque minuti dopo averne sganciata una.

Il gas rimane lì più a lungo di quanto si pensi, come sa chiunque abbia scoreggiato sotto le lenzuola e poi sia andato sotto per una rapida zaffata. La scoreggia sotto le coperte è la cosa migliore per le scoregge tranquille, che, secondo la mia esperienza, spesso arrivano al mattino, quando non vuoi disturbare alzandoti e andando in bagno.

- La scoreggia in bagno

La scoreggia in bagno funziona magnificamente se non la usi troppo. La tua dolce metà sarà sospettosa se ti avvicini di soppiatto al bagno ogni 10 minuti per farne una. Probabilmente inizierà a pensare che hai più problemi allo stomaco che un po' di gas che galleggia lì dentro. Ad ogni modo, è utile se devi fare pipì, nel qual caso puoi tirare lo sciacquone proprio mentre fai l'atto.

I bagni non nascondono tanto rumore quanto pensiamo, quindi se puoi anche accendere il ventilatore e forse il lavandino, allora tanto meglio. Getta anche un colpo di tosse, solo per essere al sicuro. Assicurati che il tuo partner non entri subito dopo di te e cerca di lasciare la porta leggermente socchiusa in modo che la stanza possa arieggiare gradualmente.

- La scoreggia frammentaria

Se fatta bene, questa è una delle tecniche più efficienti. Devi sapere che sei in grado di rilasciare la scoreggia a pezzi fino a quando non è completamente fuori dal tuo sistema. Non può essere così grande da uscire completamente quando inizi a spremere. (Quelle sono migliori per il bagno.) Se la lasci andare un po' qui, un po' là, nel corso di cinque o 10 minuti, nessuno se ne renderà conto.

Questo metodo è più pratico quando stai cenando, preferibilmente fuori in un ristorante, quindi la tua dolce metà non può vedere cosa sta succedendo sotto il tavolo mentre fletti con attenzione lo sfintere per lasciare andare il gas. Ricorda che le tue espressioni facciali possono tradirti. Bevi un sorso del tuo drink quando stai per sganciarne una, così che la tua faccia è parzialmente nascosta.

- La scoreggia in cucina

Pesce, pancetta o qualsiasi altra cosa con le cipolle aiuterà a mascherare qualsiasi profumo. Se stai invitando il tuo partner a cena, scegli uno di questi cibi o qualcos'altro con un aroma che permea la tua casa per un po'. Confonderà i profumi e nessuno saprà se quell'odore è gas o cibo - o entrambi. Per non parlare del fatto che la tua dolce metà rimarrà così affascinata che hai preparato la cena che non si accorgerà nemmeno che l'odore pungente potrebbe essere dovuto ad un peto.

- La scoreggia intrappolata

La scoreggia intrappolata è la tecnica più rischiosa di tutte e dovrebbe essere usata con parsimonia. È utile per i viaggi in auto quando non hai altra scelta (e abbassare il finestrino sarebbe sospetto), o per quando ti stai coccolando sul divano e preferisci non uccidere l'atmosfera. (Tieni presente, tuttavia, che scoreggiare ucciderà l'atmosfera molto peggio che alzarsi per andare in bagno.)

Consiglio di esercitarsi un paio di volte prima di provarla davanti al partner. Non sempre funziona, soprattutto perché richiede un po' di destrezza con le tue natiche per sigillare la scoreggia sotto di te. Per fare ciò, siediti dritto, premi il culo, forte, sul sedile e unisci le gambe. Vuoi indirizzare leggermente la scoreggia davanti a te in modo che non scappi dalla parte posteriore.

Quindi, falla uscire lentamente e in silenzio e attendi il verdetto.

Curiosità sulle scoregge

"Quando il culo è avvezzo al peto, non si può tenerlo cheto."

1. L'essere umano medio scoreggia 14 volte al giorno.

Quante volte lo faranno di fronte ad altri determinerà esattamente quanto "umani" - in realtà, "disumani" - siano.

2. Scoreggi abbastanza ogni giorno da riempire un palloncino.

L'essere umano medio produce circa 700 ml di flatulenza al giorno, abbastanza per far esplodere un palloncino di compleanno!

3. Cos'è esattamente una scoreggia?

La flatulenza, che si verifica in quasi tutti gli organismi viventi, è una miscela di idrogeno, azoto, ossigeno, anidride carbonica, anidride solforosa e, in alcuni casi, metano. Questi gas sono prodotti come sottoprodotto dei trilioni di batteri che scompongono il cibo durante il processo digestivo.

4. Si possono misurare le scoregge?

Sì, in effetti, è possibile: usando un "catetere rettale", i ricercatori sono in grado di spingere un tubo nell'ano di un paziente per determinare il volume di gas prodotto durante il sacro atto di scoreggiare.

5. La velocità delle scoregge.

Le scoregge escono dall'ano ed entrano nel mondo a una velocità di 3 al secondo, o poco meno di 12 chilometri l'ora.

6. Che diavolo è quell'odore?

A dire il vero, solo l'1% o meno del gas nella tua scoreggia quotidiana, ordinaria, puzza. Il principale colpevole è l'idrogeno solforato, che genera quelle note rancide di "uovo marcio" che rendono le scoregge la rovina delle narici del mondo.

7. Le scoregge delle donne hanno un odore peggiore di quelle degli uomini.

Certo, c'è un certo numero di persone che pensa che sia divertente scoreggiare davanti agli altri e, ad essere onesti, le donne non tendono ad essere tra queste persone. Ma prima di sfidare una donna, gli uomini dovrebbero rendersi conto che le scoregge femminili hanno una concentrazione di idrogeno solforato più elevata di quelle maschili e quindi, scoreggia per scoreggia, sono più puzzolenti delle scoregge degli uomini.

8. Una scoreggia con qualsiasi altro nome avrebbe lo stesso odore puzzolente.

La parola "scoreggia" è considerata un "volgarismo" e, proprio come la scoreggia stessa, non è consigliata per l'uso in compagnia educata. Il nome gentile è "flatus", anche se quasi nessuno lo usa. Si dice che la parola "scoreggia" sia stata coniata nel 1632 e definita come "far uscire vento dall'ano". Non so da dove venga il "vento" perché non succede spesso che l'odore del vento ti faccia venire voglia di vomitare.

9. Scoreggiare tra gli antichi.

L'imperatore romano Claudio dichiarò che "a tutti i cittadini romani dovrebbe essere consentito di scoreggiare ogni volta che è necessario", che è un'antica variante della massima moderna, "Ovunque tu sia, lascia che il vento soffi libero". Si diceva che gli antichi giapponesi avessero tenuto "gare di scoregge" per vedere chi potesse farlo più forte e più a lungo. Il medico greco Ippocrate decretò che "Scoreggiare è necessario per il benessere".

10. La battuta più vecchia nella storia registrata è uno scherzo sulle scoregge.

Il professor Paul McDonald dell'Università di Wolverhampton definisce una barzelletta sumera del 1900 a.C. la più antica battuta registrata al mondo.

11. Le scoregge sono disseminate nella storia letteraria.

Nonostante la nostra moderna repulsione per la flatulenza umana - è un argomento così indicibile, può qualificarsi come una forma di pornografia - i maestri letterari dell'antichità non hanno sofferto di simili blocchi. I luminari della letteratura che hanno menzionato le scoregge includono William Shakespeare (la flatulenza è menzionata cinque volte nelle sue opere teatrali), Jonathan Swift (che ha scritto un saggio del 1722 intitolato "The Benefit of Farting Explained"), Geoffrey Chaucer (i cui Canterbury Tales includono una linea su un uomo che "ha fatto una scoreggia forte quanto un tuono"), Dante Alighieri (il cui Inferno menziona un demone che ha usato "il suo ano come una tromba"), e il padre fondatore Ben Franklin, che ha scritto un intero saggio intitolato "Fart Proudly".

12. Hitler scoreggiava tantissimo

Non solo il famigerato dittatore nazista era un maniaco, ma soffriva anche di epatite e crampi gastrointestinali, che lo portarono a una condizione di flatulenza cronica per la quale prese 28 diversi farmaci. È quasi certo che nessuno si sia lamentato con Hitler dell'odore.

13. Vuoi uno "spuntino a base di legumi a flatulenza ridotta"?

Un ingegnere alimentare di nome Massoud Kazemzadeh ha ottenuto un brevetto nel 2001 per "snack a base di legumi e flatulenza ridotta" che presumibilmente contenevano la nutrizione di un fagiolo senza alcuno spiacevole gonfiore.

14. OK, allora che ne dici di un po' di biancheria intima anti-scoreggia?

Un produttore noto come Shreddies produce biancheria intima con "assorbenti foderati di carbone" progettati per ridurre l'offensività della tua flatulenza,

15. Ci sono pillole che possono far profumare le tue scoregge di cioccolato o di rose: scegli tu.

Un francese di nome Christian Poincheval è rimasto disgustato a una cena con degli amici: "Le nostre scoregge erano così puzzolenti che stavamo per soffocare. Qualcosa doveva essere fatto. " Piuttosto che piangersi addosso, l'inventore proattivo ha sviluppato una pillola che rende la flatulenza umana dolce come le rose o seducente come il cioccolato. E ora le vende online!

16. Va bene, se non mangi lo spuntino a flatulenza ridotta, non indossi la biancheria intima anti-scoreggia e non prendi le pillole profumate per le

scoregge, che ne dici dei rimedi naturali a base di erbe?

Se preferisci fare l'"hippie" per affrontare il tuo problema del gas, le sostanze naturali e terrestri che diminuiscono la forza della flatulenza includono menta piperita, zenzero, yogurt, zucca, cardamomo e finocchio. (fonte)

17. È scomodamente facile scoreggiare sugli aeroplani.

A causa della pressione della cabina, su un aereo si accumula più gas intestinale rispetto a quando i piedi sono ben piantati sulla terra ferma. Quel che è peggio, il fatto che il 50% dell'aria in cabina venga ricircolato significa che quei puzzolenti rimarranno più a lungo del normale.

18. D'altra parte, è impossibile scoreggiare nel mare blu profondo.

La pressione subacquea a una profondità di 20 o più sotto il livello del mare il gas digestivo cessa di formare bolle e invece si infiamma all'interno del colon del subacqueo. (fonte)

19. I membri di una tribù sudamericana si salutano scoreggiando.

La tribù Yanomami che vive nella foresta pluviale amazzonica tradizionalmente si saluta l'un l'altra con un'esplosione rumorosa e amichevole di gas anale.

20. Sì, disgustoso idiota, puoi dar loro fuoco.

Esiste una razza più fastidiosa di "tizio da festa" di quel deficiente che dà fuoco alle sue scoregge? Ovviamente no! Sia il metano che l'idrogeno sono infiammabili, così infiammabili, infatti, che un capannone pieno di 90 mucche scoreggianti ha preso fuoco in un caseificio tedesco nel 2014. Ma dare fuoco alle tue scoregge durante una festa è così divertente! Lo sappiamo, ma cerca di non dare fuoco a tutto!

21. L'inalazione di scoregge può essere salutare.

Secondo i ricercatori dell'Università di Exeter, annusare piccole quantità di idrogeno solforato, il gas che fa puzzare le scoregge, può invertire il danno mitocondriale e aiutare a prevenire ictus, demenza, cancro e attacchi di cuore.

22. Il motivo per cui le tue scoregge non odorano così male come quelle di tutti gli altri.

È lo stesso motivo per cui non ti rendi conto che la tua casa puzza del tuo stesso cane o che non riesci a sentire l'odore della carne di hamburger in decomposizione che è rimasta bloccata dietro il tuo frigorifero per due mesi: perché ci sei abituato. Ci si "abitua" ai puzzi, agli odori e agli aromi che il proprio corpo genera e quindi non si è così immediatamente infastiditi come si sarebbe dal fetore degli altri.

23. Scoreggia tra i morti.

Per un massimo di tre ore dopo la morte e prima che si instauri il rigor mortis, è noto che i corpi umani morti continuano a ruttare e scoreggiare.

24. Ano più stretto = scoregge più forti.

Se tendi a emettere scoregge forti come un concerto dei Metallica, significa solo che non hai un ano spalancato e sciatto che ti permetterebbe di farle uscire molto più silenziosamente. Quindi vai avanti e sii imbarazzato del fatto che scoreggi così forte, ma anche orgoglioso del fatto che il tuo ano è stretto.

25. "Annusatore di scoregge professionale" è un lavoro in Cina.

Questi ragazzi intelligenti guadagnano fino a $ 50.000 all'anno diagnosticando malattie digestive semplicemente attraverso l'odore della flatulenza del paziente.

26. I cani adorano l'odore delle scoregge.

Anche se probabilmente incolpi il migliore amico dell'uomo quando scoreggi di fronte alla compagnia, il tuo cane non ti biasimerà mai per scoreggiare, questo perché adora l'aroma della flatulenza e ti punterà persino il muso nel culo per avere una migliore annusata.

27. Le termiti sono i più grandi scoreggiatori sulla Terra.

Si dice che quei piccoli e disgustosi insetti masticatori di legna siano responsabili di un enorme 11% di tutte le emissioni di metano sul pianeta, più di mucche o umani, anche vegetariani! Secondo l'EPA:

Le emissioni globali di metano dovute alle termiti sono stimate tra 2 e 22 Tg all'anno, rendendole la seconda fonte naturale di emissioni di metano. Il metano viene prodotto dalle termiti come parte del loro normale processo digestivo e la quantità generata varia tra le diverse specie.

Le termiti sono anche in grado di esplodere come attentatori suicidi con una combinazione di scoregge e feci in un processo chiamato "autotisi". Gli scienziati hanno persino scoperto scoregge di termiti fossili preistoriche intrappolate nell'ambra.

28. Le aringhe comunicano scoreggiando.

La dolce e gustosa creatura marina conosciuta come l'umile aringa comunica con altre aringhe attraverso i rumori generati dalle scoregge subacquee.

29. C'è una creatura marina che scoreggia nella propria bocca.

Peccato per il povero Crinoide. Il suo tratto intestinale è a forma di U, il che significa che la sua flatulenza viene rilasciata proprio vicino alla sua stessa bocca.

30. Quante scoregge ci vorrebbe per fare una bomba atomica?

Apparentemente ci sono persone con così tanto tempo a disposizione, che se ne stanno seduti a valutare tali potenzialità. Una stima è che una persona dovrebbe scoreggiare senza sosta per sei anni e nove mesi per generare l'energia di una bomba atomica. Oppure tutti sulla Terra dovrebbero fare nove scoregge contemporaneamente per creare una bomba all'idrogeno.

31. Alcune persone hanno un fetish per le scoregge.

Anche se la maggior parte delle persone si ritrae alla sola menzione della parola "scoreggia", c'è un piccolo sottogruppo di umani che sono estremamente eccitati sessualmente dalla flatulenza. Il feticcio si chiama "eproctophilia".

32. I peggiori cibi per scoreggiare.

In realtà, questi sono i cibi "migliori" se il tuo obiettivo è scoreggiare di più: verdure crocifere, uova, carne rossa, cibi contenenti sorbitolo, cibi ricchi di fibre, latticini, aglio e cibi ricchi di lievito. I fagioli sono noti per la produzione di flatulenza, ma non tendono a generare quella puzza di zolfo tipica delle scoregge.

33. Quasi la metà delle donne ha scoreggiato durante il sesso.

Secondo uno studio presso l'Università della California San Francisco-East Bay, il 43% delle donne intervistate ha riferito di aver sperimentato "incontinenza da flatulenza" nei tre mesi precedenti, anche se questo non ha impedito loro di fare sesso.

34. Il favoloso giocattolo di gomma che imita le scoregge

In una forma o nell'altra, i giocattoli progettati per emulare i suoni delle scoregge sono in circolazione sin dall'Impero Romano, ma fu solo nel 1920 che il cuscino whoopee fu inventato per generare allegria e risate tra coloro che pensano sempre che le scoregge siano isteriche piuttosto che ripugnanti.

35. L'inquietante proliferazione di app per scoregge finte

Poiché gli esseri umani continuano a regredire anche con il progresso della tecnologia, ci sono almeno 60 app per iPhone che ricreano il suono della flatulenza umana.

36. Flatulenza come meccanismo di difesa

Uno psicoanalista ha pubblicato uno studio nel 1996 su un ragazzo che era stato abbandonato dai suoi genitori e ha imparato a "avvolgersi in una nuvola protettiva di familiarità" respingendo potenziali intrusi con l'odore del suo gas intestinale. Il ricercatore si è riferito a questo come "flatulenza difensiva".

37. Esplosioni durante la chirurgia intestinale

Gli annali (anali?) Della scienza includono alcuni casi in cui l'accumulo di gas intestinali durante un intervento chirurgico ha effettivamente portato a esplosioni in sala operatoria.

38. Ci sono centinaia di altri termini per "scoreggia"

Tali eufemismi includono "peto", "puzzetta", "clacson rettale" e "loffa".

Tipologie di scoregge

L'abbiamo già detto in tutte le salse: tutti scoreggiano. Scoreggiamo noi, scoreggiate voi, scoreggia Manuela Arcuri, scoreggia Raul Bova. Non c'è niente di strano nè niente di innaturale al riguardo. E a tutti escono delle bombe puzzolenti, una volta ogni tanto.

Ma parliamo dei tipi di scoregge esistenti – perchè ce ne sono diverse – che tutti prima o poi abbiamo fatto, e che non ammeteremmo mai di aver fatto.

La prima di cui vogliamo parlare, è "L'Omicida Segreto". Questa scoreggia arriva di soppiato e silenziosa, ma impuzzisce tutto l'ambiente, senza alcun rimpianto. Questa scoreggia può capitare in pubblico, e se succede, ti sentirai felice del fatto che la puzzetta fosse silenziosa, e subito dopo ti sentirai imbarazzato del fatto che puzzi come qualcosa che è morto da tempo. Il lato positivo, però, è che nessuno saprà mai che sei stato tu a farla!

La seconda scoreggia da menzionare è "Il grido rumoroso". Questa scoreggia è solitamente preceduta da gorgoglii: questi ultimi sono dovuti al gas nello stomaco, che cerca una via d'uscita. Inoltre, questa scoreggia potrebbe causare dei dolori davvero spiacevoli all'addome. C'è sollievo, però, quando la scoreggia finalmente lascia la nave madre: lo farà emettendo un suono alto e forte, pieno di orgoglio e soddisfazione. Finalmente, sei libero.

Ora parliamo del terzo tipo di scoreggia: il tester. Questo peto viene generalmente rilasciato in un luogo pubblico. Non vuoi che qualcuno si accorga del tuo crimine, nè vuoi che la puzza si spanda tutt'attorno, quindi rilasci una scoreggia controllata, per tastare il terreno. In questo modo, ti renderai conto di quanto puzzolente sia la scoreggia, se sia rumorosa o meno, e la sua potenza in generale.

Se la scoreggia è silenziosa, e non puzza eccessivamente, allora saprai di poter rilasciare il resto, senza che qualcuno se ne accorga e quindi senza sentirti in imbarazzo. In caso contrario, dovrai velocemente dirigerti verso il bagno più vicino.

Ora, parliamo del "falso allarme": la scoreggia bastarda e bugiarda: quella che ti fa pensare di aver bisogno di correre verso il bagno più vicino per liberarti da ciò che ti appesantisce. Però, una volta in bagno, ti rendi conto che era solo lei: la scoreggia traditrice. Praticamente: un viaggio inutile.

"La travestita" è la scoreggia peggiore di tutte: quella che pensi sia una scoreggia, ma nasconde qualcosa di peggiore. Lo scoreggiatore, che pensa erroneamente di essere al sicuro, lascia andare la scoreggia, pensando che non si tratti di nient'altro, e rimane fregato. Quando però si rende conto che la scoreggia nasconde qualcos'altro, è troppo tardi, e le mutande sono già rovinate. L'impensabile è davvero accaduto. L'unica soluzione, a quel punto, è di correre in bagno e riparare al danno come possibile.

"La ridente" è la scoreggia che è capitata davvero a tutti, e ha causato imbarazzo agli scoreggiatori e ai presenti. È quella che esce senza preavviso, quando stai ridendo a crepapelle con i tuoi amici. La cosa peggiore è che non è neanche una di quelle silenziose e timide scoregge che non si fanno sentire: è rumorosa, e a volte puzza pure! Sperando che i tuoi amici siano persone decenti, ne riderete per qualche minuto e ve ne dimenticherete. Ma se i tuoi amici sono un po' cattivelli, continuerai a sentirne parlare per un bel po': preparati!

"L'attiva" è la scoreggia che ti scappa quando corri, lentamente ed inesorabilmente, ad ogni nuovo passo: proprio come un palloncino che si sgonfia. A quel punto, comincerai a correre più lentamente, così che la scoreggia non esca tutta d'un botto, imbarazzandoti davanti ai presenti. Se sei fortunato, la scoreggia uscirà poco alla volta, silenziosa e senza causare troppa puzza.

"La colpevole": la scoreggia il cui imbarazzo dura fin troppo. Questo peto è sempre rilasciato in pubblico, solitamente in presenza di amici, ed è sempre estremamente imbarazzante. Infatti, dopo aver rilasciato questa bomba mortale, ti rendi conto che la puzza ha contaminato tutta la stanza, e che tutti hanno notato la puzza. A quel punto, inizia il gioco della colpa: "chi è stato? Non io!" "Nemmeno io! Che schifo!". Anche tu, per non farti beccare, comincerai a lamentarti dell'odore e a incolpare qualcun altro, affermando che non sei stato tu. Un applauso al coraggio!

Ora che sai tutto ciò che c'è da sapere sulle scoregge, divertiamoci un po' con battute stupide e barzellette che probabilmente avete già sentito mille volte. Ecco a voi le migliori barzellette e battute sulle scoregge! Speriamo che queste risate non ti causino una scoreggia ridente!

Battute e Barzellette sulle scoregge

Alcuni ritengono che ridere delle scoregge sia infantile, ma noi siamo assolutamente in disaccordo. Ecco perché abbiamo trovato le barzellette sui peti più divertenti, e le riportiamo di seguito per i nostri lettori:

- **La vecchietta si sbaglia**

Una piccola vecchietta con tutti i capelli bianchi entra nello studio di un medico a piccoli passi. "Dottore - dice - ho un problema di gas intestinale. Non è che la cosa mi disturbi poi molto, perché le scoregge che faccio sono silenziose e assolutamente inodori. Però un po' mi infastidisce: vede, da quando sono entrata nel suo studio ne avrò mollate una ventina. Naturalmente lei non se ne è accorto perché sono silenziosissime e non puzzolenti, però è così.". Il dottore la guarda e risponde: "Capisco. Conosco bene questo tipo di problema. Faremo due cure separate. La prima cura consiste nel prendere queste pillole per una settimana ininterrottamente. Dopodiché torni da me e vedremo per la seconda parte". Dopo una settimana la vecchietta si ripresenta: "Dottore, non so che cosa mi ha dato da prendere, ma adesso le mie scoregge sono ancora silenziose, ma di un fetore insopportabile...!". E il dottore, alzandosi con un sorrisetto, le dice " Bene, nonnetta. Adesso che la sinusite è guarita vediamo cosa possiamo fare per l'udito!".

- **Carletto non ci aveva pensato!**

Carletto ha una forma maniacale di passione per i fagioli borlotti, ne mangia a quintali. A colazione, a pranzo e a cena.

Anche gli spuntini sono a base di fagioli. Carletto si ingozza di questi legumi, anche se sa che su di lui hanno degli effetti devastanti: molla scoregge tali che i tuoni di Zeus sembrano mortaretti bagnati.

Un giorno però incontra la donna della sua vita e, per non perderla, decide di smettere di mangiare fagioli.

Per quasi un anno va tutto bene, ma una sera, rientrando da un viaggio di lavoro, Carletto si ferma ad un ristorante da cui esce un aroma inconfondibile e irresistibile. Entra e si abbuffa di zuppa di fagioli, insalata di fagioli borlotti e sformato di fagioli fino a scoppiare.

Quando arriva a casa, trova la moglie tutta agitata:

- "Amore, stasera per cena c'è una bella sorpresa!"

Carletto viene bendato, portato in sala da pranzo e fatto accomodare al suo solito posto. La moglie gli raccomanda di non levarsi la benda, per nessun motivo. Mentre è seduto, il poveretto sente lievitare qualcosa nella pancia, ma si trattiene. Fortunatamente squilla il telefono e la moglie corre a rispondere.

Carletto ne approfitta per tirare la scoreggia del secolo: alza la gambetta e fa partire un tuono inaudito, seguito da un sospiro di sollievo. La puzza è terrificante, Carletto cerca il tovagliolo per muovere un po' l'aria, ma non è finita: un super peto ancor più devastante si sta facendo strada.

Sente la moglie parlare concitatamente e ne approfitta ancora. Il risultato è peggiore del primo: un boato del decimo grado della scala Mercalli e un odore pestilenziale di topo morto.

Di lì a poco la moglie ritorna, Carletto fa finta di niente e si aggiusta il tovagliolo sulle gambe, assumendo un'espressione beata:

- "Caro, hai sbirciato da sotto la benda?"

- "No gioia, te lo giuro!"

A questo punto la moglie leva la benda a Carletto e lui si trova davanti la sorpresa: venti tra amici e colleghi, invitati a cena, seduti intorno a lui, pronti ad augurargli buon compleanno!

- **Il peso delle scoregge**

Pierino chiede al papà:

- "Papà, papà! Ma le scoregge pesano?!"

- "No, Pierino. Perché questa domanda?"

- "Allora mi sono cagato addosso!"

- **Il bambino che corre**

Sai cosa fa un bambino che corre e poi si ferma?

Le scoregge.

- **I sordi e le scoregge**

Sapete perché le scoregge puzzano?

Per farsi sentire anche dai sordi.

- **Il nonno a tavola**

Siamo in campagna, una famiglia patriarcale è seduta intorno ad un tavolaccio enorme per la cena.

A capotavola c'è il nonno di 85 anni, un po' malconcio. Ad un certo punto il vecchietto inizia a pendere pericolosamente in avanti. Tutti si mettono a gridare:

- "Ocio, el nono el va, el nono el va!". Il papà lo raddrizza e tutti si rimettono a mangiare. Passa qualche minuto e il nonno inizia a piegarsi a destra. Altro grido:

- "Ocio!! El nono el va! El nono el va!". Il papà lo raddrizza di nuovo e la cena riprende.

Dopo poco ecco di nuovo il vecchietto che pende a sinistra e tutti di nuovo a gridare:

- "Ocio che el nono el va! El nono el va!".

Il papà si avvicina per raddrizzarlo ancora, ma il nonno lo guarda incazzato nero e si mette a urlare:

- "Possibile che in questa casa non si può neanche mollare una scoreggia?"

Conclusioni

In condizioni normali, la maggior parte dei gas che formano la scoreggia provengono dalla nostra bocca. Solo il 10% di questi gas compaiono nella fermentazione del cibo lungo il nostro intestino crasso. Il resto non è altro che aria che accidentalmente ingoiamo durante il cibo o anche bolle d'aria presenti nella saliva o nelle bevande gassate (soda e birra, principalmente).

Questi gas viaggiano attraverso il tubo digerente fino a quando non trovano i gas prodotti dall'azione dei batteri sul cibo. Insieme, questi gas raggiungono l'ampolla rettale - l'ultima parte del tubo digerente, che termina nell'ano - e rimangono compressi fino a quando non si apre una breccia per farli uscire e rovinare la giornata a qualcun altro.

Questo accade da 12 a 25 volte al giorno, rilasciando un totale di 1 litro/1 litro e mezzo di gas. E se pensi che gli uomini scoreggiano più delle donne, ti sbagli tristemente. Neanche l'odore e il suono scelgono il sesso. L'odore dipende da cosa hai mangiato e il rumore è una combinazione di fattori.

Non è tutto. Abbiamo anche parlato di come scoreggiare di più, più a lungo e meglio. Per imparare a eliminare i gas ed evitare una pancia gonfia, segui i nostri consigli e scopri quali sono le abitudini che faranno la differenza nella tua giornata.

Quando il cibo impiega più tempo del normale per essere digerito all'interno del tubo digerente, il corpo inizia ad eliminare gas e l'intestino si distende. Quindi, se ti senti imprigionato per via dei tuoi peti, cosa puoi fare?

Premi l'addome: sdraiati sulla schiena e, con le ginocchia piegate sulla pancia, comprimi la zona addominale. Questo aiuterà ad eliminare questi gas. Massaggia la pancia con movimenti specifici: esegui movimenti sull'addome dall'alto verso il basso e in movimenti circolari;

Bevi tè alla melissa: ha proprietà antispasmodiche e quindi inibisce il verificarsi di spasmi allo stomaco. Un'altra buona opzione è il tè allo zenzero, poiché contiene oli essenziali, come l'eugenolo, che riduce gli spasmi muscolari.

Inoltre, abbiamo parlato delle ricette migliori per creare il peto mortale, e dei modi migliori per nascondere le proprie scoregge.

A questo punto, sei un esperto delle scoregge, e sei pronto per affrontare il mondo, buona fortuna!

Dallo stesso autore Mao Tze Tze: la Collana
"Cose da Fare"

Canale Instagram cose_da_fare (contattaci in privato per ricevere i nostri prodotti gratis e in anteprima, o scrivi a granmaestromaotzetze@gmail.com)

Cose da fare mentre fai la cacca

Cose da fare se sei impiegato statale

Cose da fare mentre il tuo partner dorme

Cose da fare tra una pandemia e l'altra

Cose da fare mentre aspetti il vaccino

Cose da fare invece di mandare qualcuno a cagare

Cose da fare mentre fai la cacca: Dissenteria Edition

Cose da fare mentre fai la cacca: Stitichezza Edition

<u>Cose da fare per un Sesso Stellare: Coupon Erotici per Situazioni Piccanti, Uniche e Divertenti da Fare in Coppia</u>

<u>Quaderno delle Password: Siamo Spiacenti, la Password Deve Contenere Almeno una Lettera Maiuscola, un Numero, un Geroglifico, un Segreto di Fatima, un Pokémon Leggendario e una Fetta di Culo</u>

<u>Il Vaffanculo del Giorno: il Vincitore è...: Diario del Vaffanculo Quotidiano. Manda a Fanculo chi se lo Merita, Ringrazia chi ti Aiuta, Impara la Lezione... e Perdona (Forse)</u>